INSTITUT HYDROTHÉRAPIQUE

ET

VILLA SOCIÉTAIRE

DE BOUDONVILLE,

FAUBOURG DE NANCY.

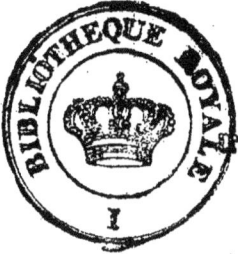

Fondateur : le Docteur ARTHUR DE BONNARD.

Il est presque inutile d'entretenir le public des beaux résultats qu'obtient tous les jours la méthode hydrothérapique, qu'a mise en vogue Priessnitz, il y a quelques années encore simple paysan, et aujourd'hui riche et puissant seigneur dans les agrestes montagnes de la Silésie (1). Depuis douze ans, cet homme a soigné plus de neuf mille malades, sur lesquels il n'y a eu que douze morts ; il compte parmi ses clients plusieurs têtes couronnées ; toute la haute noblesse de l'Europe, pour ne pas dire du Monde entier, afflue à son établissement de Græfenberg, et près de trois cents médecins, étonnés de ses merveilleux succès, sont accourus de tous les points de l'Univers pour s'éclairer au flambeau de ce Génie extraordinaire, qui brille dans la solitude, et qui n'a d'autre science qu'une révélation intuitive des lois de la Nature.

(1) Priessnitz vient d'acheter 1,500,000 francs ou 750,000 florins une seigneurie située dans la Silésie prussienne, et n'a pas mis tout son avoir dans l'acquisition de cet immeuble. Græfenberg est devenu un magnifique domaine, embelli par de nombreux monuments que les malades reconnaissants ont élevés à la gloire de Priessnitz. Nul médecin, dans les temps anciens et modernes, n'a reçu de son vivant de semblables hommages de la gratitude et de l'admiration de ses contemporains.

1844

Nous ne redirons donc pas ce que tout le monde sait, ce qui a été publié dans les écrits des médecins hydrothérapeutes et dans ceux des nombreux malades qui, par reconnaissance, et souvent entraînés par leur enthousiasme, ont voulu instruire le Public des effets obtenus sur eux, en faisant un appel à tous ceux qui sont tourmentés de maux, de quelque nature qu'ils puissent être.

Les résultats obtenus par la méthode hydrothérapique sont puissants, et souvent singuliers ; nous les exposerons dans un compte-rendu scientifique que nous adresserons à nos juges naturels, au lieu d'en faire un prospectus lancé au milieu du Public et tombant souvent entre les mains de personnes étrangères à l'art médical, qui sont, par ce fait, incapables d'apprécier ce genre de travaux.

En Allemagne, on s'est passionné pour l'hydrothérapie ; quelques enthousiastes ont été jusqu'à déifier Priessnitz, en le comparant au Christ, qui faisait marcher les paralytiques, qui rendait la vue aux aveugles, l'ouïe aux sourds, la parole aux muets, et qui ressuscitait les morts.

Nous doutons fort que tous ceux qui se disent, à tort ou à raison, les élèves de Priessnitz, espèrent que le Public les mettra en parallèle avec le Dieu qui mourut crucifié entre deux voleurs ; quant à nous, qui sommes moins ambitieux, nous allons donner quelques renseignements véridiques qui s'adresseront à la raison de nos lecteurs, et qui feront justice de toutes ces exagérations nées dans la rêveuse et mystique Allemagne, mais incapables de s'acclimater parmi nous, qui sommes naturellement railleurs, incrédules et tant soit peu enclins à l'opposition.

Les personnes qui adoptent l'hydrothérapie en font une *méthode exclusive*, ennemie de la médecine ordinaire, et lui attribuent la puissance de guérir tous les maux ; c'est une erreur greffée sur la vérité, comme le gui croît sur le chêne ; nous allons nous expliquer, et tout malentendu cessera.

En donnant le nom d'*hydrothérapie*, c'est-à-dire de *médication à l'eau* (1), à tout traitement dans lequel on emploie ce liquide en boisson, en bains, en lotions, en douches, etc., nul

(1) De ὕδωρ, eau, et θεραπεια, médication.

doute qu'elle ne guérisse pas toutes les maladies, et qu'un certain nombre d'entre elles ne soient même aggravées par l'emploi téméraire de cet agent, dont l'énergie est extrême lorsque sa température est très-abaissée. De lamentables catastrophes ont dû éclairer les imprudents qui pensaient que toute science médicale était dans l'eau claire. Il est à jamais regrettable que des malades aient payé de leur vie ces expériences faites par des hommes qui se targuaient d'une science qu'ils n'avaient pas ; espérons que rien de semblable ne se produira à l'avenir.

L'hydrothérapie, limitée comme nous venons de le faire, n'est donc point applicable à l'universalité des maux qui affligent l'Espèce Humaine ; on doit faire sa part, qui est suffisamment large, puisqu'elle sera encore la méthode la plus puissante, jusqu'au moment où l'on appliquera l'HYGIÈNE INTÉGRALE, dont elle n'est qu'une imparfaite approximation. L'hygiène intégrale sera en usage seulement lorsqu'on vivra sous une Forme Sociale d'un degré supérieur à la Civilisation très-imparfaite qui règne aujourd'hui, et qui, heureusement, se modifie tous les jours, en promettant à nos neveux des temps meilleurs que les temps actuels. Mais n'anticipons pas sur la marche des Siècles, et laissons à l'Avenir ce qui appartient à l'Avenir (1).

(1) Ceux qui regardent la Civilisation comme la dernière Forme Sociale qui doive régir l'Espèce humaine commettent une grande erreur. La Civilisation n'est point la destinée finale de l'homme ; elle appartient aux périodes de la douloureuse Enfance du Genre humain ; son règne sera transitoire, et remplacé par des Formes Sociales plus heureuses, qui seront les époques d'Adolescence et de Virilité de l'Espèce humaine. C'est une dure Marâtre qui apprend aux hommes à souffrir ; qui leur a ôté la foi dans la bonté de la Providence, et l'espérance d'un avenir meilleur sur le Globe. La Civilisation méconnaît les Préceptes de l'Évangile et viole toutes les lois de l'Hygiène ; aussi engendre-t-elle à la fois et les maladies du corps et celles de l'âme. Son étude, sous ce double point de vue, est pleine d'intérêt pour le médecin moraliste qui a foi dans l'Avenir. Il y puise des enseignements qui agrandissent le cercle de son action, qu'on a rétréci à des limites qui ne sont point en rapport avec sa véritable mission sur la Terre.

C'est la Civilisation qui renferme dans les Manufactures, véritables *Bagnes industriels*, et qui ensevelit dans les Mines des milliers d'êtres humains que la mort moissonne avant le temps, et que l'immoralité gangrène jusqu'au fond du cœur ; c'est elle qui condamne au travail de jour et de nuit des femmes qui s'étiolent dans l'immobilité, ou qui succombent à des labeurs disproportionnés avec leurs forces ; c'est elle qui les contraint à la Prostitution pour compléter un salaire insuffisant ou pour échapper au travail répugnant par son éternelle et fa-

Cependant, en dehors des *Pratiques d'eau*, il y a l'emploi de divers *moyens hygiéniques*. Ils comprennent : *le régime alimentaire*; *la respiration d'un air pur et frais*; l'exposition des malades à *l'action vivifiante de la lumière solaire*; *l'exercice*

tigante monotonie, et qu'elles n'ont point librement choisi ; c'est elle qui, dans les Manufactures, impose aux enfants presque au berceau un travail abrutissant qui les mène au crétinisme du corps et de l'âme, et qui les abat avant l'âge comme la faux du moissonneur fait tomber les épis ; c'est à elle que nous devons le Scrofule, le Rachitisme, ces affections qui attaquent les Principes mêmes de la Génération, et toutes ces affreuses maladies dont elle frappe l'Espèce humaine comme d'un sceau qui marquera son règne impitoyable. Sous ses dures lois, les Riches, c'est-à-dire le petit nombre, jouissent d'un bonheur mêlé de crainte, parce que les masses déshéritées murmurent autour d'eux, et font trembler le sol sous leurs pieds. Ils n'ont pas la sécurité de l'avenir sans laquelle il n'existe pas de vrai bonheur. Telle est la Civilisation.

Dans une Période Sociale supérieure à la Civilisation, et vers laquelle elle tend avec force, par une transformation insensible, les masses ne seront plus livrées sans avantages compensateurs à des travaux qui, faits toujours par les mêmes ouvriers, les ennuient, les fatiguent et les tuent rapidement. Il y aura alternance ; chaque homme se livrera à plusieurs occupations dont la variété le distraira et qui le reposeront par le changement. C'est ainsi que ses organes seront livrés à la GYMNASTIQUE INTÉGRALE qui les perfectionnera par l'éducation et par l'exercice, tandis qu'aujourd'hui, au contraire, chez les Travailleurs, quelques organes sont condamnés aux *travaux forcés à perpétuité*, tandis que les autres, subissent un repos continuel qui produit leur atrophie.

Ce développement intégral de tous les organes, maintiendra les masses dans un brillant état de santé, qui contrastera avec l'aspect maladif et délabré qu'elles présentent aujourd'hui. On respectera l'hygiène comme la morale, et toute loi devra surtout ne pas être opposée à ses règles, qui forment pour ainsi dire la *morale du corps*. Le médecin au lieu d'être, comme aujourd'hui, un modeste guérisseur qui gagne un salaire pénible et souvent insuffisant, sera le pivot de la Société et son principal législateur ; car nul ne connaît mieux que lui les besoins physiques et moraux de l'homme. Alors, s'appliquera dans son intégrité, le principe évangélique qui veut que tout homme fasse à son frère le bien qu'il se désire à lui-même, tandis qu'aujourd'hui, disons-le, il ne règne qu'une charité incomplète, pénible pour ceux qui la font, humiliante pour ceux qui la reçoivent, et qui est loin de soulager toutes les douleurs.

C'est parce que l'hydrothérapie arrache les malades aux conditions ordinaires de la vie civilisée, pour les soumettre à une existence active et variée, plus en rapport avec la destinée réelle de l'homme, qu'elle obtient des succès extraordinaires, dont se rend facilement compte celui qui est familier avec l'étude des formes Sociales, présentes et futures, par lesquelles passera l'Espèce Humaine, et qui ne voit dans les procédés si puissants de la Méthode de Priessnitz, qu'une tendance vers l'Hygiène et la Gymnastique intégrale, dont il ne peut, avec trop d'ardeur, désirer et hâter l'heureux avénement.

qui active les fonctions musculaires en calmant l'excitation nerveuse, et qui donne une nouvelle et puissante énergie à tous les mouvements organiques.

C'est donc à tort qu'on a baptisé du nom d'*hydrothérapie* une méthode qui n'est pas SIMPLE, c'est-à-dire bornée à l'application unique de l'eau froide ; mais qui, au contraire, est COMPOSÉE, puisqu'elle cherche des ressources variées et nombreuses dans l'hygiène générale qu'elle applique avec intelligence.

Or, là où l'eau froide ne peut être employée, l'hygiène trouve toujours sa place ; et, comme les établissements *hydro-thérapiques* sont en même temps *hygiéniques*, on peut dire que, *sans les guérir toutes*, ils conviennent à l'universalité des maladies, et que même les *Bien Portants* auront un grand avantage à se soumettre à leur règle de vie, afin de se maintenir dans un état de santé qui se fortifiera encore par l'application des lois de l'hygiène, à peu près inconnues des riches, qui vivent trop voluptueusement, et des pauvres, qui cherchent par tous les moyens à gagner le pain de leur misère.

Il est même beaucoup de malades qui, ne connaissant pas cette DUALISATION du traitement, commettent une singulière méprise. Admis dans l'établissement, ils ne sont en apparence soumis à aucun régime médical. Au lieu de *bains d'eau froide*, on leur donne en pleine campagne des *bains d'air*, de *lumière* et d'*arome des fleurs* ; la promenade qui fortifie remplace le lit qui énerve ; une confortable et succulente nourriture, que les vaisseaux absorbants du tube intestinal pompent avec avidité, leur est administrée au lieu de médicaments qui répugnent au goût. Le médecin paraît ne pas s'occuper d'eux ; il ne tâte pas le pouls, il n'examine pas la langue, il ne les interroge pas régulièrement tous les matins, il a un certain laisser-aller qui trompe, il se montre plutôt homme du monde qu'attentif et scrupuleux disciple d'Hippocrate. Mais il observe, sans qu'on s'en doute, la marche et les autres mouvements musculaires dont il apprécie l'énergie ; il étudie le teint qui se colore en se bronzant ; il mesure l'appétit, qui attise le foyer digestif, et qui fait ardemment désirer l'heure des repas ; il estime approximativement les quantités d'air qui, à chaque inspiration, vont raviver le sang veineux mis en contact avec l'atmosphère, dans le réseau capillaire des bronches.

Ces malades, abandonnés en quelque sorte à la force médicatrice de la nature, se figurent qu'ils ne sont soumis à aucun traitement ; ils se plaignent du peu de soin que prend de leur santé le médecin qu'ils accusent de négligence ; ils s'étaient imaginé qu'on les soumettrait à la sudation, sur l'efficacité de laquelle ils s'étaient formés des idées tout à fait fantasmagoriques, la regardant comme un moyen assuré d'expulser de leur corps les humeurs peccantes qu'ils y croyent accumulées comme les immondices dans un égoût. Ils ne savent pas que les forces vitales en reprenant leur activité, en réagissant sur toutes les fonctions qui se font avec un redoublement d'énergie, amènent forcément cette dépuration tant désirée des fluides dont la richesse et la pureté sont en raison directe de la puissance et de la régularité des actes organiques.

Que de fois nous avons dû lutter contre ces malades qui, ne soupçonnant pas l'existence de ce que nous appellerons le *traitement latent ou caché*, voulaient à toute force qu'on leur ordonnât des prescriptions variées, que nous avons quelquefois faites en les mitigeant, pour calmer leur impatience et pour satisfaire les exigences de leur imagination !

D'après la profession de foi que nous venons de faire, il est inutile de dire que nous sommes loin de repousser les précieuses ressources que nous offre la médecine ordinaire, lorsque l'indication est précise. Notre but, avant tout, est de guérir les malades, quelle que puisse être la méthode employée. Ajoutons ici que la meilleure de toutes est celle qui nous fait arriver à cet heureux résultat, et que nous regardons l'esprit d'exclusion comme étant le lot de l'ignorance ou de la mauvaise foi, et souvent de l'une et de l'autre réunies et coalisées pour abuser le public et pour exploiter sa crédulité.

Parmi les affections qui cèdent le plus facilement au traitement hydrothérapique et hygiénique, nous citerons :

1° Les Inflammations et Congestions chroniques du Tube Intestinal, c'est-à-dire les *Gastrites* et *Gastro-entérites Chroniques*, même avec commencement de lésions organiques ;

Ce sont, de toutes les maladies, celles qui se guérissent avec le plus de rapidité, tant l'hydrothérapie agit avec puissance sur les fonctions digestives énormément activées.

2° Les *Inflammations* et *Congestions Chroniques* de la *matrice*, même avec ulcération; elles cèdent également avec assez de rapidité.

3° Les *Maladies scrofuleuses*, même avec carie des os.

Ces graves affections, si rebelles à la médecine ordinaire, cèdent le plus souvent, avec une merveilleuse promptitude, à l'action répétée de la douche et des bains froids.

4° Les *névroses*, les *névralgies*, toutes les *maladies nerveuses* en général; celles dans lesquelles il y a *appauvrissement du sang et des fluides*, et cet état sans nom qui est caractérisé par un *affaiblissement radical de tous les ressorts de l'économie vivante*. L'hygiène hydrothérapique produit chez les êtres ainsi altérés de profondes et rapides modifications, qui frappent vivement l'imagination des malades, et c'est alors qu'ils attribuent à l'Hydrothérapie une puissance presque surnaturelle.

5° La *Chlorose* ou *Pâles couleurs*, et la *Suppression des Règles* cèdent le plus souvent à l'emploi bien entendu des procédés hydrothérapiques.

6° Les *Maladies de la Peau* ne sont pas aussi curables par l'Hydrothérapie qu'on l'avait pensé à première vue. Les résultats n'ont point répondu à ce que théoriquement on devait attendre.

7° La *Goutte* avec nodosités exige un très-long traitement; sans lésions organiques apparentes, elle se modifie plus rapidement.

8° Les *Rhumatismes* sont plus longs à guérir qu'on ne le croit vulgairement.

9° La *Paralysie* par suite d'apoplexie obtient les mêmes modifications qu'à Bourbonne, si ce n'est des changements plus prompts. Dans tous les cas, c'est toujours un long traitement.

10° Nous avons réussi à guérir des malades atteints d'affections de la moëlle épinière, qu'on regardait comme voués à une mort prochaine.

11° En cas de *Syphilis* constitutionnelle, il faut savoir attendre les effets du traitement, qui parfois ne sont pas trop tardifs.

Au fur et à mesure que notre expérience a grandi, nous avons été plus hardi dans l'emploi de l'hydrothérapie chez les personnes qui ont ce qu'on appelle vulgairement la *poitrine faible*. Bien

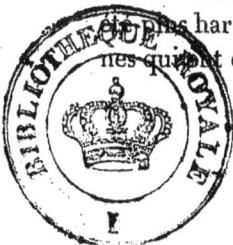

que, dans ces cas, la théorie paraisse opposée à ce genre de traitement, qui, au premier abord, paraît téméraire, nous avons cependant obtenu de tels résultats, que toute opposition doit céder devant les faits. Nous ajouterons qu'ici c'est le cas de se livrer à l'observation la plus attentive, pour qu'il n'arrive pas d'accidents, et que jamais nous n'en avons rencontré, parce que nous n'avons pas franchi les bornes d'une prudente hardiesse.

Avis aux Malades. En général, ils se montrent trop impatients d'obtenir des résultats, et beaucoup d'entre eux contrarient le médecin dans son plan de conduite à leur égard.

L'hydrothérapie produit des modifications radicales, et qui, dans bien des cas, ne peuvent se manifester qu'à la longue. Il faut donc ne rien brusquer, ne pas contrarier la marche de la nature par mille pratiques dont elle n'a que faire pour arriver à ses fins. Il faut que les malades croient à la puissance de l'hygiène, qui agit mystérieusement sur eux, et qu'ils sachent bien que le médecin hydrothérapeute ressemble dans beaucoup de cas au cultivateur qui, lorsqu'il a confié son grain à la terre convenablement préparée, espère dans l'action alternative du soleil et de la rosée, et sait attendre l'heure de la moisson, que rien ne pourrait hâter. Telle est la vérité qu'on ne saura trop dire aux malades, afin que leur désir impatient de guérir ne tourne pas contre eux, et ne les amène pas à des résultats tout à fait opposés à ceux qu'ils espèrent.

VILLA SOCIÉTAIRE.

Le séjour de notre établissement conviendra aux *bien portants* comme aux malades; c'est pourquoi nous avons voulu doubler notre opération, en faisant de notre maison de Boudonville, non-seulement un établissement hydrothérapique, mais encore une délicieuse villa, destinée à recevoir des pensionnaires non malades, que nous désignerons sous le nom de Sociétaires.

Une haute pensée de philanthropie nous a dirigé dans la création de cet établissement. Prenant pour base, non un intérêt égoïste et sordide, qui concentre les avantages sur un seul, au détriment de tous, mais bien la coordination, l'association, l'harmonisation régulière des droits de chacun, se fondant dans l'intérêt général, nous sommes arrivé à formuler des conditions qui devrons nous amener de nombreux adhésionnaires, et qui feront suffisamment apprécier la ligne de conduite que nous nous sommes imposée.

Les personnes qui, fatiguées de l'existence monotone et tourmentées de mille petits chagrins qu'on mène dans le ménage morcelé, voudraient faire partie de notre ménage sociétaire, y seront admises aux conditions suivantes :

On payera douze cents francs de pension par an ; moyennant ce prix, on sera logé, nourri confortablement, pour ne pas dire avec luxe, car les malades hydropathes qui mangent à la table commune sont fort exigeants sur cet article ; en outre, l'établissement fournira le chauffage et l'éclairage, en proportion déterminée à l'avance.

Les Sociétaires se meublerònt comme ils le jugeront convenable ; ils devront apporter et avoir toujours en bon état, quatre paires de draps et quatre douzaines de serviettes en toile ; ils se muniront également de deux couverts d'argent, un pour leur chambre, et l'autre pour la salle à manger. Tous ces objets, marqués à leur chiffre, demeureront leur propriété et seront à leur usage personnel. Dans le cas où les Sociétaires seraient définitivement domiciliés dans notre villa et viendraient à y mourir, tout leur mobilier restera la propriété de l'établissement.

AVANTAGES FAITS AUX SOCIÉTAIRES A VIE

Qui se seront présentés dans le courant de l'année 1844 (1).

1° SOINS EN CAS DE MALADIE.

En cas de maladie, les Sociétaires seront soignés par le mé-

(1) Les mêmes avantages existeront pour les Sociétaires à vie, qui auront adhéré plus tard ; mais il se pourra que le prix de pension, qui est considérablement réduit, subisse pour les nouveaux venus, une légère augmentation.

decin de l'établissement, auquel ils ne devront pas d'hono-
raires.

2° Spectacle (1).

Lorsque douze Sociétaires à vie résideront dans la villa de
Boudonville, l'établissement louera, à ses frais, pendant la
saison d'hiver, une loge de quatre personnes, qui sera mise à
leur disposition.

3° Voiture.

Quand la villa possédera vingt-quatre Sociétaires, l'établissement aura un équipage destiné à leur usage, qui, le soir, les
ramènera de Nancy, et reconduira à cette ville les personnes
qui seront venues passer la soirée à Boudonville.

L'administration louera au spectacle, une seconde loge de
quatre places, et ainsi de suite, par chaque groupe de douze
Sociétaires.

4° Voyage a Paris.

Quand il y aura quarante-huit Sociétaires, l'administration
s'arrangera de telle sorte que, moyennant un léger supplément,
six d'entre eux puissent passer trois mois à Paris, dans une
maison correspondante.

5° Abonnements aux journaux, achat d'une bibliothèque et d'objets d'art.

Sur les 1,200 francs de pension payés par chaque Sociétaire, 30 francs seront retenus annuellement, pour être employés
en abonnements aux journaux politiques, aux revues litté-
raires, etc.; pour la fondation d'une bibliothèque et pour
l'achat d'objets d'art, destinés à l'embellissement des salons
communs. Chaque Sociétaire versera, à son entrée, comme
fonds d'admission destiné à la bibliothèque, une première
mise de 30 francs.

(1) La direction du spectacle de Nancy étant vacante, nous n'avons pu prendre
des arrangements avec le directeur; mais nul doute que tout directeur ne soit
disposé à faire ce qui sera dans l'intérêt de son entreprise, comme dans celui de
notre établissement. Cependant nous ne pouvons, dès aujourd'hui, prendre
des engagements définitifs à cet égard.

6° CAISSE D'ASSURANCE MUTUELLE.

Sur les 1,200 francs, il sera fait une seconde retenue annuelle de 30 francs, destinée à former une caisse d'assurance mutuelle, contre les chances de perte. Ceci mérite explication :

La vie sociétaire ne tardera pas à faire naître, entre la plupart des habitants de la villa de Boudonville, des liens de sympathie ; car, dans une société nombreuse, chaque caractère en trouve d'autres, avec lesquels il est en accord harmonique, et qui le consolent des discords qui peuvent le blesser. Ces heureuses compensations sont d'autant plus facile à rencontrer, que les réunions sont plus nombreuses.

Nous ne craignons donc pas de nous tromper, en disant que bientôt écloront d'ardentes amitiés, et que, sous cet heureux régime de vie, il se manifestera une grande bienveillance des Sociétaires, les uns envers les autres.

Le malheur qui atteindrait un des habitants de la villa de Boudonville, blesserait donc sympathiquement tous les autres Sociétaires. C'est pour éviter et le malheur et son contre-coup, que nous établissons une caisse de prévoyance et d'assurance, qui complétera ou remplacera le minimum de revenu de 1,200 francs, que, par des causes étrangères à leur volonté, les Sociétaires pourraient perdre. Nous disons : *par des causes étrangères à leur volonté*, c'est-à-dire, quand la perte ne sera pas le résultat de la faute d'un Sociétaire. Ainsi, une perte faite au jeu, ou due à toute autre cause aussi peu honorable, ne donnera point droit au fonds d'assurance mutuelle.

Un comité de cinq membres, élus annuellement par les Sociétaires des deux sexes, sera juge en dernier ressort et sans appel, de la quotité de fonds auxquels auront droit les Sociétaires qui auront éprouvé des pertes.

On capitalisera en les plaçant, les fonds non employés ; mais les intérêts entreront dans la caisse de l'établissement, puisque le fond d'assurance sera formé par un prélèvement sur le prix de pension qui lui est dû. Ils seront employés en améliorations.

Tout Sociétaire se retirant, perdra son droit au fonds d'assurance, et ne pourra faire aucune répétition sur les sommes qu'il aura versées.

Il pourra arriver que ce fonds d'assurance se trouve sans emploi, les Sociétaires n'éprouvant pas de pertes, ou ces pertes étant insuffisantes pour l'absorber en totalité : c'est pourquoi, tous les trois ans, le comité sociétaire, dans le cas où il jugerait ce fonds trop considérable, eu égard aux chances d'emploi, en distraira ce qu'il regardera comme formant l'excédent, qui sera divisé en trois parties égales ; l'une affectée à la bibliothèque et aux abonnements ; la seconde à la caisse des menus plaisirs, et la troisième au fonds de secours, pour les indigents malades.

6° Caisse des menus plaisirs.

Sur les 1,200 francs, il sera fait une troisième retenue annuelle de 20 francs, destinée à former la caisse des menus plaisirs. Ces fonds seront employés, soit à orner et embellir la résidence sociale, soit à donner des fêtes, soit à tout autre usage ayant pour objet le plaisir des Sociétaires, dont l'administration cherchera à embellir l'existence par tous les moyens qui seront en son pouvoir.

AVANTAGES FAITS AUX EMPLOYÉS
DE L'ÉTABLISSEMENT.

Sur les 1,200 francs versés par chaque Sociétaire, il sera fait encore une retenue annuelle de 8 francs, destinés à former un FONDS DE RETRAITE ET DE RÉCOMPENSES, pour les employés de la maison. Cette institution, toute de bienfaisance et d'une sage prévoyance, attirera et fixera dans l'établissement, des serviteurs d'élite, qui regarderont leur admission comme une insigne faveur, et qui, désirant avoir sur leurs vieux jours une retraite qu'ils pourront, s'ils le désirent, dépenser dans l'établissement, s'attacheront à satisfaire tous les Sociétaires, par un service parfait.

Sur ce même fonds, on pourra prélever des primes, qu'on donnera aux employés et domestiques bien méritants, soit pendant l'année ou à la fin, soit lorsque exceptionnellement ils sortiront de l'établissement sans pouvoir attendre l'âge de la retraite. Tel seront les valets et les femmes de chambre qui se marieront, ou qui se retireront pour une cause majeure, qui sera soumise à l'appréciation du Comité sociétaire, dont nous avons parlé précédemment.

CAISSE DE SECOURS EN FAVEUR DES MALADES INDIGENTS.

Enfin, sur les 1,200 francs de pension, versés par chaque Sociétaire, il sera fait une retenue annuelle de 12 francs, pour constituer un fonds de secours en faveur des indigents malades qui auront besoin de suivre le traitement hydrothérapique. On leur affectera une douche isolée, et des dispositions sont prises pour que les malades et les Sociétaires ne s'aperçoivent pas de leur présence.

RÉSUMÉ.

Pour se faire une juste idée du mécanisme de notre établissement, et du bien-être extraordinaire dont jouiront les personnes qui vivront sous son régime, nous allons supposer cent personnes réunies sociétairement, et montrer l'emploi des retenues faites à leur profit, sur les 1,200 francs qu'elles payeront pour leur pension.

Nous mentionnons ici, pour mémoire, les cas de maladie, le spectacle et les confortables, voitures qui transporteront les Sociétaires et les visiteurs, ainsi que cette faculté d'aller, à tour de rôle, à Paris, sans notable augmentation de dépense; tandis que chacun sait combien sont coûteux ces voyages quand on est seul, et que l'on vit dans les hôtels et chez les restaurateurs. Remarquons encore que les Sociétaires ayant à Boudonville tout ce qu'on peut raisonnablement désirer, et ne possédant qu'une chambre à coucher, ne seront pas tourmentés de ce besoin ruineux d'acheter, qui fait le supplice des personnes qui vivent dans leur ménage isolé, et qui ne jouissent pas d'une fortune très-considérable.

La retenue annuelle pour les ABONNEMENTS AUX JOURNAUX, LA BIBLIOTHÈQUE et les OBJETS D'ART fournira un revenu de 3,000 fr., avec lequel on pourra se procurer de nombreux journaux et d'autres publications périodiques, acheter une bibliothèque utile et agréable, qui s'augmentera tous les ans, et faire encore l'acquisition de tableaux, gravures, statues, statuettes et autres objets d'art qui serviront à orner les salons et les autres parties de l'établissement, destinés à l'usage commun des Sociétaires et des malades hydropathes.

Les retenues faites pour constituer le Fonds d'assurance mutuelle produiront également 3,000 fr. de rentes. Espérons que les Sociétaires n'éprouvant pas de pertes, on n'aura jamais l'occasion d'en faire l'emploi. Alors, ce fonds augmentera en partie la caisse des abonnements, de la bibliothèque et des objets d'art; celle des menus plaisirs, ainsi que celle des secours aux indigents malades; les pauvres couvriront de leurs bénédictions les Sociétaires qui, dans leur bonheur, auront eu un souvenir charitable pour les êtres dont le triste lot est la souffrance et la misère.

La caisse des Menus plaisirs sera dotée de 2,000 fr. de rentes, avec chances d'augmentation sur l'excédant du fonds d'assurance; le nom donné à cette caisse suffit pour indiquer l'emploi qui sera fait de ses fonds. Ajoutons que les Sociétaires trouveront parmi eux des musiciens, des peintres, des artistes, et que le plaisir naîtra par le fait même de leur réunion.

La Caisse de retraite pour les employés de l'établissement sera dotée de 800 fr. de rentes, qui se capitaliseront pendant de nombreuses années, et qui constitueront ainsi un important fonds de retraite.

Aujourd'hui, il y a une plainte générale contre les domestiques. Ce n'est pas qu'ils soient plus mauvais qu'autrefois, mais les fortunes s'étant divisées, les maîtres ne peuvent pas, comme lorsqu'il y avait de grandes existences seigneuriales et princières, assurer l'avenir de leurs domestiques, auxquels on accordait le droit de terminer leurs jours dans le château où ils avaient vieilli en fidèles serviteurs. Il était beau de voir ces domestiques, qui avaient servi plusieurs générations, s'identifier avec les familles dont ils devenaient des membres humbles, mais honorés et honorables, et qui payaient d'un dévoûment sans bornes le soin qu'on prenait de leur avenir, intimement uni à celui de leurs maîtres.

Aujourd'hui, au contraire, le morcellement des fortunes a produit la dissociation, qui a donné naissance à l'antagonisme des intérêts; de là, le mécontentement réciproque. La Villa Sociétaire, agissant comme le faisaient autrefois les grands seigneurs, parviendra à faire naître chez elle la *domesticité pas-sionnée*, seul moyen d'arriver à un service irréprochable. Elle ne regrettera pas la bonification qu'elle fera à des serviteurs qui, ayant contribué à sa prospérité, auront bien loyalement gagné cette légitime compensation.

La Caisse de secours pour les malades indigents sera dotée de 1,200 fr. de rentes, avec chances d'augmentation sur l'excédent du fonds d'assurance mutuelle. Cette somme, qui sera bonifiée par des aumônes, et qui deviendra plus considérable si le nombre des Sociétaires arrivait à dépasser le chiffre de cent, suffira pour soulager bien des maux. A notre avis, tout établissement qui compte sur des bénéfices doit faire la part des pauvres; c'est ainsi qu'il se placera sous le patronage de la bienveillance publique, qui le sauvegardera même pendant ces jours de tourmente où le vent des révolutions renverse et emporte tout ce qui s'élève au-dessus du sol.

L'établissement de Boudonville peut aujourd'hui contenir quarante personnes, tant malades que Sociétaires. Il possède de nombreuses et vastes constructions, qui ne demandent qu'à être complétées pour que le nombre de ses habitants puisse monter à 120 et même 150; mais on comprendra que nous ne fassions aucun agrandissement avant d'avoir sondé l'opinion publique et attendu des adhésionnaires; agir autrement, ce serait méconnaître les lois de la prudence.

Si nous avions beaucoup de demandes, dès l'hiver prochain nous pourrions facilement loger 80 personnes, nombre suffisant pour que déjà naisse le charme que donnent les grandes réunions. On sollicitera l'autorisation d'avoir une chapelle dans l'établissement, aussitôt que le nombre des Sociétaires sera suffisant. Il faut que les besoins religieux soient satisfaits comme les autres.

Aux personnes qui ne connaissent pas Nancy, ville de 40,000 âmes, réputée par sa beauté, et qui se rappelle encore d'avoir été une Cité Royale, nous dirons que la vallée de Boudonville est à Nancy ce que les Champs-Elysées sont à Paris; qu'il est impossible de trouver une position plus salubre, plus gaie, plus pittoresque. L'établissement, placé à mi-côte, jouit d'une vue magnifique, et domine toute la ville; le jardin est traversé par un ruisseau qui forme une pièce d'eau, et qui tombe en une élégante cascade. Par une heureuse disposition des lieux, l'eau du ruisseau arrive naturellement au second étage de la maison, ce qui permet d'administrer les bains à eau courante, les bains de flot, les bains de poussière hydraulique et autres, aussi bien que dans les établissements les plus réputés de l'Allemagne. Les douches sont très-belles, d'une puissance qui se gradue à volonté.

CONDITIONS
POUR LES MALADES QUI LOGERONT DANS L'ÉTABLISSEMENT.

Le prix des chambres varie de 20 à 60 fr. par mois; service, 10 fr. pour une personne; 18 fr. pour une chambre à deux lits.

Table	3 f. »	par jour.
Honoraires.	50 »	par mois.
Abonnements aux journaux et bibliothèque.	2 50 »	»
Caisse des menus plaisirs.	2 50 »	»

CONDITIONS
POUR LES MALADES EXTERNES.

Douches	1 f. 25 sans abonnement.
Abonnement de six douches. .	6 »

Les malades doivent apporter, pour la sudation : un matelas et une toile cirée, plus une bonne couverture de laine, un oreiller, un duvet, un peignoir en laine, et les serviettes dont ils ont besoin pour le traitement; l'établissement ne fournissant que le linge de table.

Les personnes non malades qui désireraient passer un ou plusieurs mois dans la villa de Boudonville, payeront 120 fr. par mois, plus 10 fr. de service.

Celles qui passeraient un certain temps, sans limiter le nombre de jours, payeront 5 fr. par jour et 50 cent. de service.

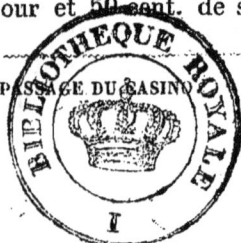

NANCY, IMPR. DE J. TROUP, PASSAGE DU CASINO.

www.ingramcontent.com/pod-product-compliance
Lightning Source LLC
Chambersburg PA
CBHW050405210326
41520CB00020B/6463